LEÇON D'OUVERTURE

DU

COURS

DE

CLINIQUE OPHTHALMOLOGIQUE

DE LA FACULTÉ

A L'HOTEL-DIEU

PAR LE

Professeur PANAS

10 Novembre 1879

PARIS

IMPRIMERIE ÉMILE MARTINET

HÔTEL MIGNON, RUE MIGNON, 2

1879

LEÇON D'OUVERTURE

DU

COURS

DE

CLINIQUE OPHTHALMOLOGIQUE

DE LA FACULTÉ

A L'HOTEL-DIEU

PAR LE

PROFESSEUR PANAS

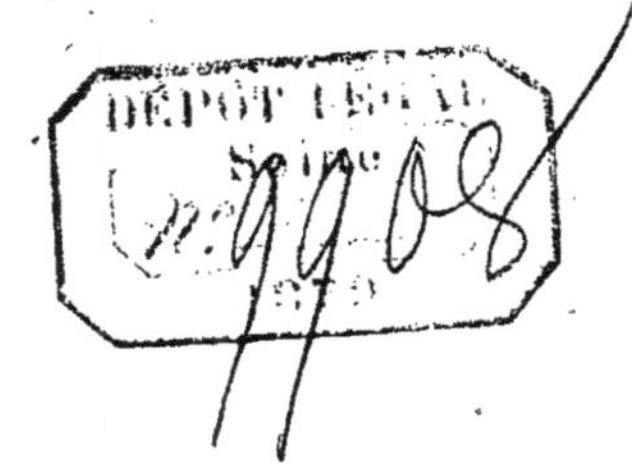

---

10 Novembre 1879

PARIS

IMPRIMERIE ÉMILE MARTINET

HÔTEL MIGNON, RUE MIGNON, 2

—

1879

LEÇON D'OUVERTURE

DU

COURS DE CLINIQUE OPHTHALMOLOGIQUE

DE LA FACULTÉ

Messieurs,

La création d'une chaire de clinique ophthalmologique officielle est un événement qui est appelé à faire époque dans l'histoire déjà si riche de l'École de médecine de Paris.

Il y a peu de temps encore, un esprit d'opposition régnait en France au sujet des spécialités, et l'on aurait étonné ceux attachés le plus à la tradition, si on leur avait annoncé qu'une telle innovation pouvait se produire.

Les hommes de progrès qui composent l'École actuelle en ont jugé autrement; et non seulement l'ophthalmologie, mais d'autres branches spéciales de la médecine viennent d'être érigées en chaires complètes.

La science aussi bien que les intérêts des élèves exigeaient une pareille transformation, et vous ne sauriez,

Messieurs, témoigner assez de reconnaissance à ceux de vos maîtres qui ont pris en main la cause des études spéciales. L'avenir prouvera qu'ils ont bien mérité et des élèves et de la science.

Appelé à l'honneur de vous enseigner l'ophthalmologie, science aujourd'hui complète et très française, ainsi que je vous le dirai tout à l'heure, permettez-moi de vous retracer sommairement les phases principales par lesquelles a passé l'étude de cette branche si importante de la chirurgie. Ce sera le meilleur moyen de renouer le passé avec le présent, et de vous retracer le plan que je me propose de suivre dans le cours des études que nous aurons à faire ensemble.

De tout temps, l'ophthalmologie, autre Janus, s'est montrée sous deux faces différentes : celle de la vraie science, cultivée par des esprits d'élite, et celle de la spécialité vénale et ignorante, qui a dû jeter du discrédit sur la première.

Née en Égypte deux siècles avant notre ère, la spécialité ophthalmologique avait pris une extension considérable dans le monde gréco-romain, où florissaient pendant six siècles consécutifs les *medici ocularii*, « Ὀφθαλμικοί ». — Les cachets dits des oculistes, trouvés en grand nombre dans les fouilles, témoignent du nombre incalculable des industriels de l'époque, dont quelques-uns, seulement, avaient été des hommes de mérite. Mais laissons là les faiseurs, qui sont de tous les temps et de tous les pays, et voyons ce que les siècles nous ont légué en fait de documents scientifiques.

Déjà chez les Égyptiens l'ophthalmologie était en grand honneur, puisque l'un des *six* livres sacrés, ou canons, est tout entier consacré au traitement des maladies des yeux.

Pour les *Hindous* (1), l'œil est l'organe noble par excellence, et, comme tel, il se compose de tous les éléments de la création réunis : la terre, l'eau, le feu, l'air et l'éther. Pour eux, comme pour tous les savants de l'antiquité, le cristallin était l'organe spécial de la vision et le siège du feu éternel, du « πνεῦμα » de Galien.

La nutrition de l'œil étant sous la dépendance de trois fluides, l'*air*, la *bile* et le *phlegma*, les Hindous admettaient que les maladies nombreuses dont cet organe peut être atteint (ils en comptaient jusqu'à soixante-seize) étaient sous la dépendance de l'altération de l'un d'entre eux.

Leur traitement consistait en sortilèges et en médicaments externes ou internes; sans préjudice des opérations chirurgicales, telles que : le *raclage* des paupières ; l'*excision* dans l'entropion et le ptérygion, qu'ils soulevaient au préalable avec une anse de fil; l'*abaissement* dans la cataracte, opération qui comportait une diète sévère et le séjour dans une chambre obscure pendant dix jours.

Chez les Hippocratiques, les notions d'anatomie de l'œil se réduisaient à peu de chose. Il faut arriver à l'école d'Alexandrie, résumée par Celse, et surtout à l'époque galénique, pour voir l'anatomie de l'œil se perfectionner au point que les siècles à venir n'ont eu qu'à compléter l'édifice que nous a légué l'antiquité classique.

Si du temps d'Hippocrate l'anatomie de l'œil laissait à désirer, l'optique ne faisait que germer, et pourtant, un grand génie, celui d'Aristote, professait déjà des théories qui méritent de nous émerveiller par leur hardiesse. Voici,

(1) Weise, *On the Hindou System of Medicine.* London, 1860.

en effet, comment il s'exprimait sur cette partie de la physique :

« Ce qui nous permet de distinguer les objets, c'est leur couleur. Celle-ci n'est pas perçue *directement* par l'œil (théorie de l'*émission* qu'il cherche à combattre), mais par l'intermédiaire de la lumière ambiante, laquelle, étant mise en *vibration*, impressionne à son tour l'organe de la vue. Ce qui prouve qu'il en est ainsi, c'est que la lumière venant à manquer (obscurité), la couleur et par suite les objets cessent d'être perçus.

» La lumière n'est pas un corps ni l'émanation moléculaire d'un corps, mais le *mouvement* qui se propage des objets extérieurs colorés jusqu'à l'humeur transparente de l'œil. C'est de l'ébranlement de cette humeur que résulte pour nous la perception des objets. »

On ne saurait, certes, affirmer rien de plus correct au sujet de la théorie *ondulatoire* de la lumière, telle qu'elle est aujourd'hui généralement adoptée. Il n'a manqué à Aristote, pour être complet, que l'hypothèse de l'existence de l'éther, telle qu'elle a été admise par Th. Young Fernet et Arago, en se fondant sur les phénomènes d'*interférence*, découvert seulement vers le milieu du dix-septième siècle, par le P. Grimaldi, de Bologne.

Sans vouloir énumérer tout ce qui constitue l'ophthalmologie des temps hippocratiques, qu'il nous soit permis de citer entre autres affections : les *ophthalmies* dites contagieuses et épidémiques ; l'*amblyopie* et l'amaurose (nom dont on se servait indistinctement), attribuées par les médecins du temps à des affections cérébrales, ainsi qu'à des blessures de la région sourcilière ou de la tempe ; la *nyctalopie*, qui comprend à la fois l'héméralopie et la photophobie de nos jours ; les *glaucomes* (γλαυκώματα), qui englobaient tous les troubles visuels indistinctement, liés à une coloration verdâtre ou gris bleuâtre de la pupille ; l'hypochyma (ὑπόχυμα), *suffusio* des Latins, qui semble correspondre plus particulièrement à notre cataracte, mais sans que la chose soit absolument claire. Signalons encore les *taies de la cornée*, distinguées d'après leur degré de saturation, en ἀχλύες (*caligo*), νεφέλαι, αἰγίδες ; le *strabisme* (διαστροφή), qui peut être héréditaire, ou acquis et dû à l'épilepsie chronique ; enfin les *granulations palpébrales* (psorophthalmie), avec des productions végétantes, appelées figues (σῦκα), et qu'on *traitait* par le raclage (*blepharoxysis*).

Galien est le premier qui décrit la *glande lacrymale :* il en distingue même deux, l'une *supérieure* et l'autre *inférieure*. Les *points* et les *conduits lacrymaux* ne lui échappent pas non plus ; seulement, il les prend pour des canaux sécréteurs. Parlant du mode d'écoulement des liquides oculaires, il dit que cet écoulement se fait par un orifice situé au grand angle de l'œil, recouvert par la caroncule, et qui par *un canal va s'ouvrir dans le nez*. N'est-il pas probable que Galien a dû voir, et qu'il a voulu décrire de la sorte le *sac lacrymal* et le *canal nasal ?* Quoi qu'il en soit, Galien indique le premier la source exacte de la sécrétion lacrymale, attribuée avant lui à l'humeur aqueuse.

Galien, sans être aussi exclusif que Severus, qui repoussait le raclage dans le traitement des granulations, ne l'accepte qu'avec réserve. Il proscrit de même l'emploi des caustiques dans la période aiguë de la maladie et alors qu'il existe des ulcérations cornéales.

Dans les ophthalmies rebelles on avait pris l'habitude

d'inciser ou de cautériser profondément les régions temporale et occipitale jusqu'à l'os. Severus et quelques autres de l'époque galénique se sont élevés contre cette pratique, qu'ils qualifiaient de barbare.

La ligature à l'aide d'une ou de deux anses de fil disposées en croix était le traitement habituel du staphylome cornéen. Certains, après avoir fait au sommet du staphylome une *excision partielle* de la largeur d'un grain de lentille, en cautérisaient le fond avec un crayon de cadmium ou de spadium (sel impur de zinc). — Ne dirait-on pas là du mode de traitement du kératocone proposé dans ces dernières années par Græfe?

Aétius et Galien parlent de la ponction de la cornée pour évacuer l'hypopyon, et ils en disent le plus grand bien.

Galien pratiquait le *tatouage de la cornée*; il commençait par cautériser la partie blanche avec un stylet chauffé au rouge, jusqu'à obtenir une petite eschare superficielle; puis il saupoudrait avec de la noix de galle ou de l'écorce de grenadier et versait ensuite une solution de sel de cuivre.

On opérait la cataracte par *abaissement*, sauf lorsqu'elle était très molle. Dans ce cas, on en faisait la *discision*, ainsi que des passages non équivoques de Celse et de Galien en font foi. Pour les cataractes *liquides*, Antyllus mentionne encore la *succion*.

Tous les procédés opératoires de la cataracte étaient donc connus aux anciens, et la seule question qui reste encore en litige, c'est de savoir si alors, comme plus tard, l'*extraction* de la cataracte avait été réellement pratiquée, de propos délibéré. Les seuls auteurs qui en fassent mention sont : Antyllus, Galien et Pline, dans des termes, il est vrai, qui ne manquent pas que de prêter à l'équivoque.

Voici en effet la phrase des deux premiers auteurs :
« Quelques-uns ont tenté d'évacuer ceux-ci (il est question
dans le texte des hypochymes ou cataractes) : ἔνιοι δὲ καὶ
ταῦτα κενοῦν ἐπεχείρησαν . » Quant à Pline, il signale simplement le fait que des oculistes romains avaient songé à
mobiliser la pellicule (*squamam*), pour l'extraire ensuite;
phrase d'autant plus obscure que les Arabes n'ont rien
ajouté pour la rendre plus claire dans le sens de l'extraction proprement dite. C'est ainsi qu'Avicenne et Rhazès
ne font que répéter la phrase d'Antyllus et de Galien. Par
contre, Avenzoar, en interprétant le mot *extrahere*, dit qu'il
s'agit d'une simple dépression de la cataracte, et non d'une
extraction, opération jugée par lui comme absolument im-
praticable.

Que l'on admette ou non la connaissance de l'extraction
de la cataracte par les anciens Grecs et Romains, toujours
est-il qu'ils ne la pratiquaient qu'à peine ou pas du tout, et
que les Arabes et les arabistes ne l'ont pas davantage
prônée. Il faut arriver jusqu'au *dix-huitième* siècle pour
voir cette opération naître et se généraliser dans le monde
entier, grâce à un chirurgien français d'impérissable mé-
moire, Jacques Daviel. Mais n'anticipons pas, et épuisons
la liste des découvertes de l'antiquité.

L'emploi des mydriatiques paraît ne pas avoir été inconnu
aux anciens, si l'on en juge d'après un passage remarquable
de Pline, où il est dit que dans l'opération de la cataracte
on instillait dans l'œil comme mydriatique le suc des fruits
d'anagallis (*Scilla anagallides*). — L'usage des mydriatiques
semble s'être perdu depuis, et il faut arriver au commencement du *quinzième* siècle pour les voir employés de nouveau.

Pour finir avec l'antiquité gréco-romaine, disons que les

vices de conformation de l'œil n'avaient pas passé complètement inaperçus : à preuve le coloboma de l'iris, et l'opa-
cité congénitale de la pupille (cataracte congénitale ou
membrane pupillaire), signalés tous deux par Pline.

L'ophthalmologie, déjà florissante du temps de Galien,
resta vivace jusqu'au *septième* siècle de notre ère, époque à
laquelle nous entrons dans le moyen âge, c'est-à-dire en
pleine décadence de l'esprit humain, — et cette éclipse, à
part quelques éclaircies, se continua jusqu'au *seizième*
siècle.

Durant toute cette longue période de ténèbres accumu-
lées, les Arabes seuls, en prenant pour modèles les auteurs
grecs et romains, tâchèrent de conserver les notions ac-
quises, autant au moins qu'ils pouvaient les comprendre et
les apprécier; mais à côté de la science antique, très certai-
nement amoindrie, ils ont su réaliser quelques progrès que
nous tenons à signaler.

C'est ainsi que les Arabes sont les premiers à parler du
pannus et de son traitement chirurgical par la section péri-
phérique des vaisseaux, combinée ou non à la ligature. Avicenne et Abulkasis inventèrent à ce sujet des ciseaux et
des crochets fins, dont on comprend facilement le mode
d'emploi.

Le traitement du *strabisme* les a également occupés. El
Kendy, Rhazès et Avicenne préconisent, dans les cas de strabisme unilatéral, les exercices gymnastiques des muscles de
l'œil dévié, en fermant l'autre. Lorsqu'il s'agit de strabisme
double, ils conseillent de faire faire des exercices alterna-
tifs et répétés, en se servant d'une lumière tenue devant les
yeux du malade.

L'opération de la cataracte reste ce qu'elle était à

l'époque galénique, avec cela en moins qu'on semble oublier la *discision*, et qu'Abulkasis ne parle de la succion que par ouï-dire. Il tenait la chose d'un voyageur persan, venu jusqu'en Espagne. Il est vrai que Rhazès ne manque pas de citer Antyllus, et à cet égard il est supérieur à Abulkasis

Arculanus conseille de déplacer exceptionnellement la cataracte en haut ou sur le côté, et propose le premier l'emploi d'une aiguille munie d'un point d'arrêt pour éviter de léser les parties profondes de l'œil.

Jusque-là, l'opacification de la pupille était désignée par le mot latin de *suffusio*, ou le mot arabe de « chute d'eau dans l'œil, *gutta in oculo* ». Ce sont les élèves de l'école de Salerne qui, dans leurs écrits du *onzième* et du *douzième* siècle, traduisirent librement le mot arabe *chute d'eau* par celui de *cataracte*. Cette expression imagée fit fortune, puisque c'est le nom aujourd'hui consacré.

La désignation de *gutta*, signifiant trouble visuel en général, n'a pas été non plus complètement perdue. C'est ainsi que Guillaume de Salicet, Lanfranc et quelques autres adoptèrent l'expression de *goutte sereine* pour désigner l'amaurose.

La pratique de l'ophthalmologie se trouvait alors concentrée entre les mains de *spécialistes* empiriques et pas mal ignorants, qui, partis de l'Orient, venaient chercher fortune dans l'Europe occidentale. C'est dire que la science y tenait une bien petite place.

Avec la Renaissance (seizième et dix-septième siècle) l'ophthalmologie suit les progrès des autres sciences, et en particulier de l'*anatomie* et de la *physique*.

Il suffit de citer les noms d'André Vésale, de Fallope, de Sténon, de Ruysch, de Briggs, de Meibomius, de Hovius, etc., pour faire comprendre tous les progrès réalisés en anatomie fine pendant cette période. Le sac lacrymal est particulièrement bien décrit par Alberti, qui le premier lui a donné le nom aujourd'hui consacré.

De leur côté, Képler, Descartes, Scheiner, fondent l'optique en même temps qu'ils s'occupent de l'état physique de l'œil. C'est en effet Képler qui le premier remarque que la face antérieure du cristallin appartient à une sphère, tandis que la face postérieure forme un hyperboloïde.

Descartes, en expérimentant sur un œil d'animal, démontre directement la formation des images renversées au fond de cet organe, comme l'avait prévu Képler, en même temps que l'aberration suivant la parallaxe, et la correction de cette aberration par la pression digitale exercée sur l'œil. Descartes en conclut que l'accommodation résulte du changement de forme du cristallin, grâce à la contraction des procès ciliaires, et l'allongement antéropostérieur de l'œil, produit par la contraction des muscles périphériques.

Le savant français est le premier à soutenir que la sensation spéciale de la lumière résulte de l'excitation de la rétine, sous l'influence de la lumière aussi bien que d'un ébranlement *mécanique* (pression, choc, coup). Quant à la configuration, au siège et à la distance des objets, Descartes dit que nous les jugeons d'après la direction des axes optiques.

A la même époque, Mariotte découvre la tache aveugle de la rétine, qui conduisit ce physicien à considérer faussement la choroïde comme la membrane sentante de l'œil.

La théorie des points correspondants ou *identiques* de la rétine, née à cette époque, appartient à Briggs.

Des progrès de cette importance n'ont pas empêché la pratique de l'ophthalmologie de rester entre les mains d'empiriques ambulants se montrant dans les foires et pratiquant sur les places publiques comme oculistes et lithotomistes à la fois.

Heureusement que des chirurgiens français de haut mérite n'ont pas manqué de pousser la science en avant. Nous citerons A. Paré, Jacques Guillemeau, P. Franco, Daléchamp, de la Charrière, Dionis.

Paré traite longuement des blessures et des inflammations des yeux. Le premier il préconise le séton dans le traitement des ophthalmies. Il invente un blépharostat ou *speculum oculi*, espèce d'anneau monté sur un manche.

Il est le premier à parler de l'emploi d'un œil artificiel, dont il attribue l'idée première à Fabrice d'Aquapendente. En cas d'impossibilité, Paré conseille le port d'un œil peint sur un morceau de cuir en forme de pelote, pour cacher la difformité.

L'énucléation revient à Bartisch, qui a eu aussi le mérite de s'élever contre l'abus des lunettes, très répandues de son temps.

Vers le milieu du dix-septième siècle, Remi Lasnier, François Carré et Borel s'élevèrent contre l'idée, jusque-là répandue, que la cataracte était une pellicule. Les premiers, ils ont soutenu qu'il s'agissait là de l'*humeur cristalline obscurcie*, et que l'aiguille déplace en produisant la rupture de son ligament suspenseur.

Nous arrivons au *dix-huitième* siècle, qui est l'époque vraiment féconde de l'ophthalmologie moderne. La France en a tenu le sceptre à peu près exclusivement pendant plus de la moitié de ce siècle, et ce n'est que plus tard que le mouvement s'est répandu dans les pays voisins, en particulier l'Allemagne et l'Angleterre.

Antoine Maître-Jean, Saint-Yves, J. Janin, Pourfour du Petit, Pierre Demours, Jean Descemet, Duverney, Méry, de la Hire, Hoin, Jurin, F. Pellier, Ph. Guérin, Gendron, Desmonceaux, Pierre Brisseau, Anel, J. L. Petit et Jacques Daviel : voilà les noms principaux qui illustrèrent la France du dix-huitième siècle.

Entre tous, J. Daviel, né à la Barre (Normandie), en 1696, professeur d'anatomie et de chirurgie à Marseille, puis oculiste établi à Paris en 1746, et mort à Genève de maladie en 1762, mérite une mention spéciale. C'est à lui que revient l'honneur d'avoir définitivement introduit dans la pratique l'opération de la cataracte par extraction, dont il peut être envisagé à juste titre comme l'inventeur, malgré les quelques passages douteux que nous avons signalés précédemment dans les écrits des anciens.

A l'étranger, les hommes marquants de l'époque étaient, pour l'*Angleterre :* Woolhouse, John Taylor, W. Cheselden, Sharp, Monro et James War, et pour l'*Allemagne :* L. Heister, Mauchart, Platner, Richter, Wenzel et Jung.

Ce qui distingue l'ophthalmologie du *dix-huitième* siècle, c'est qu'elle a pour base solide l'anatomie et la physiologie, enrichies d'une foule de faits nouveaux, empruntés à Albinus, à Haller, à Zinn, à Porterfield, à Winslow, à Sommering, à Saint-Yves, à Janin, à Pourfour du Petit, à Desmours, à Descemet et à d'autres encore.

Parmi les découvertes anatomiques de l'époque, nous citerons : la distinction de la cornée d'avec la sclérotique, par Petit; la découverte de la lame anhiste de la cornée, par Demours et Descemet, et celle de la lame criblée du nerf optique, par Haller, Zinn et Albinus ; la description des trois couches de la choroïde (*lamina fusca*, tunique vasculaire et pigment), par les mêmes ; celle du canal dit de Fontana, dans le ligament ciliaire du bœuf ; celle de la membrane pupillaire par Albinus et Wohendorff, et celle des fibres du cristallin par de la Hire, Hoin et Camper ; ajoutons la découverte du canal godronné, de Petit ; celle de la zonule, par Zinn, dont elle porte le nom, ainsi que l'anatomie et la physiologie détaillées des voies d'excrétion des larmes, par Duverney, Morgagni, J. L. Petit et Rosenmüller, et nous aurons une idée exacte de la somme des travaux parus à cette époque.

La dioptrique de l'œil n'a pas fait des progrès moindres, grâce aux travaux de Newton, de Porterfield, de Jurin, de Thomas Young et de Haller.

Les mouches ou scotomes occupent pour la première fois l'attention des ophthalmologistes. De la Hire les distingue en fixes et en mobiles ou volantes. Il attribue les premières à des défauts de la rétine, et les secondes à de petits corps flottants dans le corps vitré. Morgagni pense, au contraire, que les mouches peuvent avoir pour siège l'un des divers milieux transparents de l'œil.

Une des observations les plus importantes de l'époque, (en ce sens qu'elle aurait pu conduire directement à l'invention de l'ophthalmoscope), et qui malheureusement est restée sans application pratique, est due à Méry. Cet expérimentateur était parvenu, en plongeant la tête d'un chat dans l'eau, à éclairer le fond de l'œil de cet animal au point d'y *apercevoir nettement les vaisseaux de la rétine*. De la Hire donna l'interprétation exacte du phénomène en l'attribuant à la déviation latérale des rayons émergents dans leur passage de l'eau à l'air.

Quel dommage qu'on ait touché de si près, il y a plus d'un siècle (1774), à la découverte de l'ophthalmoscope, sans qu'on soit arrivé à la réaliser !

Les idées de Haller sur l'excitabilité des nerfs, et la théorie de Newton sur la nature propre des couleurs, engendrèrent la doctrine de Young sur·les trois ordres de fibres rétiniennes, en rapport avec les trois couleurs fondamentales du même auteur (le *rouge*, le *vert* et le *violet*). Les images consécutives, étudiées par Jurin, Buffon et Scherffer, furent interprétées de même.

Les modifications apportées à la pathologie oculaire par suite de tant de découvertes, se firent dans deux directions.

En premier lieu, dans le sens de l'*individualisme* des lésions des différentes parties de l'œil : cornée, sclérotique, iris, choroïde, rétine, cristallin, corps vitré, etc.

En second lieu, dans le sens des *causes diathésiques* et *spécifiques*. C'est ainsi que Richter admettait des ophthalmies bilieuses, catarrhales, psoriques, scorbutiques, scrofuleuses, menstruelles, hémorrhoïdales, syphilitiques, gonorrhéïques, goutteuses, cancéreuses, etc.

L'ophthalmie phlycténulaire (Saint-Yves le premier), la blépharite ciliaire ou psorophthalmie (War), l'ophthalmie des nouveau-nés (le même et Richter), l'iritis et ses suites (atrésie pupillaire), les abcès et les ulcères de la cornée, liés à l'hypopyon (Maître-Jean, Saint-Yves, Taylor, Richter), sont autant de chapitres complets dus à cette époque.

La médecine opératoire n'a pas réalisé moins de progrès. Nous nous contenterons de signaler :

La paracentèse de la chambre antérieure faite à l'aide d'une aiguille, d'un trocart spécial (Woolhouse et Tuberville), d'une lancette (Saint-Yves), ou du couteau (Richter), contre l'hydrophthalmie, et surtout pour évacuer le pus de l'hypopyon. En cas de pus très épais, Saint-Yves ajoutait l'injection d'eau tiède dans la chambre antérieure.

Taylor signale le premier le kératocone sous le nom d'*ochlodes*.

Woolhouse propose l'établissement d'une nouvelle pupille à l'aide d'une aiguille conduite d'arrière en avant par la sclérotique. Il peut donc passer pour l'inventeur de l'opération de la pupille artificielle, que Cheselden a été le premier à exécuter sur le vivant.

L'*iridotomie*, comme on le voit, est la première opération en date. Elle a été pratiquée depuis tantôt linéaire et d'autres fois à lambeau, mais toujours avec extraction de la lentille, que celle-ci fût cataractée ou non (Wenzel), sauf le cas, bien entendu, où le cristallin se trouvait absent ou déplacé. Un peu plus tard, on a abandonné la voie sclérale pour s'adresser à la cornée, de même qu'on a substitué à l'aiguille le couteau et les ciseaux (Janin, Wenzel). Tous les auteurs de l'époque insistent, du reste, sur la réocclusion possible de la brèche, et Sharp ajoute le danger du décollement possible de l'iris, accident qui fut érigé plus tard en méthode sous le nom d'*iridodialyse*.

Le décollement de la rétine a été signalé par Saint-Yves, qui lui attribuait comme caractère l'obscurcissement partiel du champ visuel.

Le même auteur décrit pour la première fois la fatigue accommodative, survenant périodiquement chaque fois que l'individu applique les yeux sur des objets fins ; seulement il se trompe sur l'explication et attribue le trouble visuel en question à un état maladif de la rétine. Saint-Yves propose comme remède le repos des yeux et l'emploi de verres colorés.

Le strabisme n'a pas manqué d'occuper beaucoup les ophthalmologistes et les physiologistes du *dix-huitième* siècle.

Saint-Yves attribue très à propos le strabisme à la *rétraction* d'un muscle (crampe), ou à la *paralysie* de son antagoniste. Il observe que la *diplopie*, qui est constante chez l'adulte (strabisme paralytique ou spasmodique), manque chez les enfants atteints de strabisme en bas âge.

Buffon invoque parmi les causes du strabisme la myopie et l'inégalité de réfraction des deux yeux.

Jurin accuse le mauvais éclairage, disposé de façon que l'enfant soit sollicité à fixer les objets avec un seul œil.

De la Hire accuse le manque de symétrie des parties sensibles des deux rétines.

Quant au traitement, il a varié suivant l'idée qu'on s'était faite sur la nature de l'affection.

Heister et Saint-Yves conseillent le port d'un masque pour obliger l'œil à se redresser ; Buffon, la gymnastique des muscles de l'œil ; et Taylor, la *section*, qu'il propose de faire sur le muscle grand oblique.

La cécité des couleurs a été connue grâce aux travaux de Huddard, Scott, Dalton et Young. Le nom de *daltonisme* donné en France au vice de perception sensoriel vient de ce que le célèbre physicien anglais en avait été atteint lui-même.

Les vices de réfraction étaient classés sous les deux chefs

de *myopie* et de *presbytie*, et se trouvaient expliqués, soit par le plus ou moins de longueur de l'axe, soit par une courbure variable de la cornée.

Les lunettes de verre, *berilli*, firent leur apparition en Italie, vers la fin du treizième siècle. La fabrication en a été attribuée par les uns à Salvino degli Armati, Florentin ; et, par d'autres, à Alessandro della Spina, de Pise. Toujours est-il que l'usage des verres a continué à se répandre de plus en plus, — au point d'arriver jusqu'à l'abus, — ce qui nécessita de la part des ophthalmologistes de l'époque une protestation en règle.

Les anciens n'ont pas été sans chercher à corriger les vices de réfraction ; mais ils paraissent être restés très en arrière dans cette voie. Tout ce qu'on en sait se réduit au passage de Pline, où il est dit que Néron, étant myope, se servait, pour distinguer au loin, d'une topaze concave.

De tous les travaux parus en France dans le cours du *dix-huitième* siècle, les plus importants ont trait à l'anatomie pathologique et à l'opération de la cataracte ; aussi méritent-ils que nous en parlions en détail.

Brisseau, en 1705, prouva, pièce anatomique en main, que la cataracte n'était autre chose que la lentillé cristalline rendue opaque.

Cette idée, exposée devant l'Académie, trouva tout d'abord peu de crédit, à en juger par le conseil charitable que Deverney adressait à Brisseau de ne pas trop s'occuper de sa soi-disant découverte, de peur que la raillerie ne s'en mêlât. Heureusement que Maître-Jean, puis Méry et Saint-Yves ne tardèrent pas à prendre en main la défense de Brisseau.

Ce fut là le signal d'une ère de rénovation pour la pathologie de la cataracte.

Maître-Jean établit le premier la distinction entre la *vraie* et la *fausse* cataracte, attribuant la première à la lentille, et la seconde à une membranule, que Saint-Yves reconnaissait pour un exsudat pathologique.

La cataracte *traumatique* avec ou sans luxation simultanée du cristallin est décrite par ces deux auteurs, tandis que Richter s'occupe à son tour de la cataracte *congénitale*.

On divise les cataractes, d'après leur consistance, en *dures*, en *molles* et en liquides ou *lactées*. — La cataracte *noire* (Maître-Jean) ; la cataracte *morgagnienne* (Hoin) ; celle dite *centrale* (Saint-Yves le premier), appelée de nos jours stratifiée ou zonulaire ; la cataracte *pyramidale* (Maître-Jean) ; celle dite *branlante*, du même, qui l'attribuait à la fluidification du corps vitré, tandis que Saint-Yves y voyait la destruction de la zonule de Zinn ; les cataractes corticale et capsulaire (Saint-Yves) ; enfin les cataractes secondaires, sont autant de découvertes de cette époque brillante de l'ophthalmologie française.

La médecine opératoire de la cataracte ne fit jusqu'au milieu du dix-huitième siècle que peu de progrès. Si l'on excepte la *discision par la cornée*, due à Conradi, et les quelques tentatives infructueuses en vue d'arrêter une cataracte commençante ou de faire disparaître la cataracte déjà mûre, par des ponctions répétées de la cornée (Héquet, Le Hoc), nous devons arriver en l'année 1748 pour voir Jacques Daviel réaliser une des plus belles opérations des temps modernes, l'*extraction de la cataracte*.

En admettant même que les anciens aient réellement

voulu parler de l'extraction, ils l'ont fait dans de tels termes de mépris et avec une absence si absolue de détails, que l'invention n'en reste pas moins acquise à Daviel, à l'exclusion de tout autre.

C'est que ce chirurgien a su, du premier coup, porter l'opération en question à un grand degré de perfection ; témoin sa statistique publiée sept ans plus tard, en 1756, où il dit avoir obtenu 305 succès complets sur 354 extractions (proportion : 86 pour 100 et une fraction) ; c'était tout simplement un résultat admirable pour un premier essai, et qu'on a dépassé relativement peu depuis.

Sans doute l'extraction de noyaux cristalliniens luxés dans la chambre antérieure a pu être faite avant Daviel par Pourfour du Petit et Saint-Yves, à l'aide d'une incision *linéaire* de la cornée. Daviel avoue lui-même que ce sont ces tentatives qui lui ont donné l'idée de procéder à l'extraction complète et totale du cristallin cataracté. Mais de là à élever l'opération à la puissance d'une méthode, il y avait un abîme à combler, et c'est ce que fit Jacques Daviel, pour le plus grand honneur de la chirurgie française.

Soutenir le contraire, ce serait autant que de prétendre à la découverte de l'opération pour avoir ponctionné la cornée en vue de donner issue à un corps étranger, à du pus ou à du sang.

C'est donc à tort que les uns ont rapporté l'honneur de l'opération aux anciens, et que d'autres, comme Gasky et Freytag, en réclamèrent la priorité.

Que de courage et de sens chirurgical n'a-t-il pas fallu à Daviel pour ouvrir largement la cornée dans l'étendue des *deux tiers* de sa circonférence, puis relever le lambeau ainsi fait à l'aide d'un crochet en or, aller inciser la capsule et faire finalement sortir la lentille ; sans négliger de débarrasser la pupille de tous les restes cristalliniens, au moyen de la curette qui porte encore son nom.

Daviel s'est attaché ultérieurement à simplifier le mode d'incision de la cornée, qui, primitivement, exigeait l'emploi de quatre instruments, à savoir : une aiguille à paracentèse, une pique plus large, et deux paires de ciseaux coudés sur le bord, le tout pour élargir la plaie cornéale à droite et à gauche. C'est ce que firent depuis, avec plein succès, Wenzel, Richter et Beer, en inventant les couteaux qui portent leurs noms.

D'autres modifications furent apportées, dans la suite, au procédé primitif de Daviel.

Wenzel insiste sur les avantages qu'offre l'ouverture de la cornée en haut. Janin et Richter font valoir l'extraction simultanée du cristallin et de sa capsule, pour prévenir la formation des cataractes secondaires. Les Anglais Benj. Bell, W. Butter et Earle proposent, mais sans succès, l'extraction par la sclérotique, qu'il fallait inciser derrière l'iris. Pour faciliter le passage du cristallin à travers la pupille contractée, Loder conseille d'instiller dans l'œil, avant l'opération, une infusion de feuilles de belladone, et Shéferlé, en cas de rigidité très grande, incise l'iris avec une paire de ciseaux fins.

C'est ainsi que, vers la fin du dix-huitième siècle, l'opération de l'extraction de la cataracte était arrivée à son apogée, et c'en aurait été fait de l'*abaissement*, legs des siècles passés, si Günz, Bell, Willburg et quelques autres n'étaient venus lui donner une vie nouvelle, en proposant la *réclinaison*, opération qui, dès lors, fut posée comme la rivale de l'extráction. Il était réservé à notre temps de condamner sans retour l'opération de la cataracte par abaissement et par réclinaison, pour ne laisser subsister que l'opération de Daviel, qu'on a cherché seulement à rendre plus parfaite et moins grave.

A côté du grand mérite qu'a eu Brisseau de fixer les idées d'une façon définitive sur le siège réel de la cataracte, il essaya de préciser anatomiquement la nature du glaucome. Pour lui, le glaucome consistait en lésions du corps vitré, tandis que Maître-Jean et Saint-Yves, d'accord avec les anciens, y ont vu une modification du cristallin. Pour Saint-Yves, le trouble du cristallin dépend de la paralysie simultanée du nerf optique, et Arrochaud, qui partage le même avis, définit le glaucome : la *combinaison de la cataracte avec l'amaurose*. Au point de vue fonctionnel, on ne saurait rien dire de plus juste, et ce n'est pas sans surprise qu'on voit les idées de Brisseau prévaloir auprès de Heister et même de Beer jusqu'au commencement du *dix-neuvième* siècle.

L'énucléation d'un œil glaucomateux fut proposée par Saint-Yves, en vue *de préserver l'autre œil* resté sain jusque-là. En même temps, Richter, Bell et quelques autres essayaient de rendre cette opération plus facile en saisissant le globe à l'aide d'une anse de fil passée au travers. Nous sommes de ceux qui suivent cette pratique, et nous nous en sommes toujours bien trouvé.

Saint-Yves donne le conseil, pour rendre l'application d'un œil artificiel plus parfaite, de n'exciser, si faire se peut, qu'une partie du globe. Ajoutons, pour être complet, que ce fut à la même époque que le bel œil artificiel en émail a été construit et substitué à l'ancienne coque en or ou en argent;

sans parler du cuir peint d'Ambroise Paré, réservé aux indigents.

En fait d'autres études, nous ne devons pas omettre : les belles recherches de J. L. Petit, Anel, etc., sur le traitement de la tumeur et de la fistule lacrymales; la description de l'hydrophthalmie et de l'exophthalmie, et finalement l'invention d'opérations diverses concernant les paupières.

Jamais époque ne fut plus glorieuse pour l'ophthalmologie et pour la science française, en général; aussi me permettrez-vous, j'en suis sûr, d'avoir insisté plus que ne le comportait le cadre d'une leçon.

Par un revirement des choses d'ici-bas, une activité sans pareille devait avoir son contre-coup, et la première moitié de notre siècle fut une époque de ralentissement des études ophthalmologiques en France.

A l'exception de certains physiciens et physiologistes de mérite, tels que : Chossat, Sturm, Dugès, Vallée, Parrot, Prevost, Marié Davy, Plateau, Lehot, Chevreul, Séguin, Magendie, Longet et Claude Bernard; à l'exception encore de Sanson, Roux, Velpeau, Stœber et de certains cliniciens libres, Carron du Villards, Desmarres, etc., dont je me plais à reconnaître les services, la science ophthalmologique française s'est laissé distancer par celle de l'Allemagne et de l'Angleterre. La faute n'a pas été aux hommes, mais au manque absolu d'institutions spéciales et d'un enseignement officiel que les élèves fussent astreints de suivre.

A Vienne, dès 1773, Marie-Thérèse nommait professeur d'ophthalmologie l'élève de Wenzel, un certain Barth, originaire de l'île de Malte. Celui-ci a eu la bonne fortune de produire deux élèves du plus grand mérite, Schmidt et surtout Beer. Ce dernier, attaché comme professeur d'ophthalmologie au grand hôpital de Vienne, dès l'année 1812, eut un grand nombre d'élèves distingués, parmi lesquels il suffit de citer Mackenzie.

A côté de l'école ophthalmologique de Vienne, naissait une autre à Gottingue avec Himly et Langenbeck, sous l'impulsion toute-puissante de Richter.

A Berlin, un service spécial d'ophthalmologie fut créé à l'hôpital de la Charité dès 1828, qui fut confié à Jüncken; puis vinrent Prague, Pesth, Breslau, Heidelberg, Bonn, Fribourg en Brisgau, Erfurt, Nuremberg, le Hanovre, Leipzig et Dresde avec le célèbre von Ammon, mort seulement en 1861. Certes, voilà bien des centres ophthalmologiques, et l'on ne sera pas étonné que tant d'efforts individuels soient parvenus à faire de l'ophthalmologie de nos jours, dans un espace de temps relativement fort court, une des branches les plus perfectionnées et les plus scientifiques de la chirurgie moderne.

D'autres pays, tels que la Hollande, le Royaume-Uni, l'Italie et l'Amérique, ont suivi le mouvement, qui fut dirigé dans son ensemble par trois hommes de grand mérite, à savoir : Helmholtz et Græfe pour l'Allemagne, Donders pour la Hollande.

Il s'agit maintenant pour nous de nous mettre à l'œuvre et de réparer le temps perdu. Pour cela faire, vous devez vous attacher aux études de laboratoire, en ce qui touche l'anatomie et la physiologie de l'œil; à la clinique et aux exercices ophthalmoscopiques pour tout ce qui concerne l'étude des maladies; enfin à la pratique des opérations sur l'homme et sur les animaux, pour vous familiariser avec la médecine opératoire si délicate de l'organe de la vision.

De mon côté, je ne négligerai rien pour vous guider dans cette voie.

Le laboratoire d'histologie et de physiologie expérimentale vous sera ouvert, et vous serez aidés dans vos recherches par le chef des travaux spéciaux que j'ai demandé à M. le doyen et à M. le ministre.

Le cabinet d'ophthalmoscopie est mis à votre disposition, avec tous les instruments qu'il renferme. Sûrs d'être guidés par M. le chef de clinique et par moi, vous pourrez ainsi vous familiariser avec tout ce qui touche aux questions de physique oculaire.

Enfin, dans le semestre d'été, je compte vous faire un cours de médecine opératoire spéciale, qui vous mettra à même de répéter les principales opérations des yeux sur l'animal vivant.

En un mot, Messieurs, je ne vous marchanderai ni mon temps ni ma peine, heureux si je contribue à faire revivre parmi nous la grande tradition ophthalmologique française du dix-huitième siècle.